LEÇONS

SUR LE DIAGNOSTIC ET LE TRAITEMENT

DES

MALADIES CHIRURGICALES

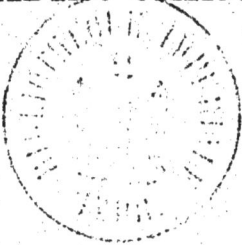

LEÇONS

SUR LE DIAGNOSTIC ET LE TRAITEMENT

DES

MALADIES CHIRURGICALES

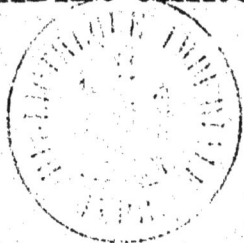

CHEZ LE MÊME ÉDITEUR:

Essais d'Histoire et de Critique scientifiques, à propos des Conférences de la Faculté de méde-cine, par A. REGNARD, interne des hôpitaux. — Paris, 1865. Un volume in-12 de 250 pages. Prix : 3 francs.

Paris. — Imprimerie de l'illet fils aîné, 5, rue des Grands-Augustins.

CLINIQUE CHIRURGICALE DE LA CHARITÉ

LEÇONS

SUR LE DIAGNOSTIC ET LE TRAITEMENT

DES

MALADIES CHIRURGICALES

FAITES AU MOIS D'AOUT 1865

PAR

LE PROFESSEUR VELPEAU

Membre de l'Institut et de l'Académie Impériale de Médecine, etc.

RECUEILLIES ET RÉDIGÉES PAR

A. REGNARD

Interne des Hôpitaux.

Revues par le Professeur

———— ⟨⟨⟨⟨⟩⟩⟩⟩ ————

PARIS

ADRIEN DELAHAYE, LIBRAIRE-ÉDITEUR,

PLACE DE L'ÉCOLE-DE-MÉDECINE.

1866

—

TABLE

AVANT-PROPOS

Des leçons analogues à celles qui suivent sont faites tous les ans, et publiées dans les journaux de médecine, mais en abrégé, et surtout au point de vue de la statistique.

Or, si les observations accumulées depuis environ trente ans par M. Velpeau, ont, sous ce dernier rapport, une importance considérable, l'ensemble des faits recueillis pendant une seule année peut n'offrir qu'un intérêt secondaire. Ce qui est capital, au contraire, ce sont les considérations auxquelles se livre le professeur à l'occasion de ces statistiques, considérations qui résument sa pratique.

Sous ce rapport, nous avons la certitude que ces leçons, recueillies en détail, pourront être de quelque utilité pour les élèves et les médecins.

A. R.

Paris, 1er novembre 1865.

CLINIQUE CHIRURGICALE
DE LA CHARITÉ.

MESSIEURS,

Je viens vous présenter, ainsi que j'ai coutume de le faire à cette époque, le résumé statistique des cas observés dans le service durant l'année qui vient de s'écouler. Il est bon que vous sachiez combien est long et difficile le travail qui va servir de base à ces leçons : cela pourra vous mettre en garde contre les erreurs possibles des statistiques improvisées, en vous montrant quels soins et quelle attention exige toujours la recherche de la vérité.

Les externes du service sont chargés de recueillir toutes les observations ; à la fin du mois elles sont passées en revue et collationnées sous mes yeux sur un cahier qui renferme chaque jour la liste des entrants et des sortants. Au bout de l'année, les internes doivent relire chaque observation pour la condenser dans une ligne relatant les faits principaux, et dresser des tableaux dont l'ensemble forme ainsi une statistique générale, qui peut toujours être contrôlée à l'aide des faits particuliers.

Le service comprenant 75 lits, le nombre des malades observés s'élève, pour cette année, à 1155. C'est un chiffre qui ne varie pas considérablement : l'an passé il était de 1014, il a été une fois de 1400 ; une autre fois, 950.

En somme, c'est à peu près un millier par année, et

depuis environ trente ans que je réunis ces statistiques, j'arrive à un total assez important, qui peut être une véritable richesse : cela vous explique pourquoi je tiens tant à la rigoureuse exécution de ce travail.

Ces 1155 cas sont ainsi répartis quant au sexe :

Hommes................ 797
Femmes................ 358

C'est une proportion à peu près constante, peut-être un peu exagérée cette année. D'ailleurs, il n'y a rien là qui doive surprendre ; vous savez que les hommes, en raison de leurs travaux, sont beaucoup plus que les femmes exposés aux affections chirurgicales. Joignez à cela que ces dernières redoutent généralement plus le séjour de l'hôpital ; beaucoup n'y viennent qu'à la dernière extrémité.

259 malades n'ont fait que passer, c'est-à-dire qu'entrés la veille au soir, ils sont partis le lendemain matin sans avoir été traités : soit qu'une affection sans gravité ou une maladie incurable n'aient pas permis leur séjour à l'hôpital. Sur ce nombre il y a 174 hommes et 85 femmes.

Restent donc 896 cas dont nous allons avoir à nous occuper : 523 hommes et 373 femmes. La proportion, comme vous le voyez, reste sensiblement la même.

Voici les terminaisons :

Guéris.......	681	dont	489 hommes	191	femmes.	
Améliorés....	102	—	66	—	36	—
Sans changem.	59	—	32	—	27	—
Morts........	56	—	34	—	22	—

Un certain nombre des malades sortis améliorés pourraient entrer dans la première catégorie, car ils étaient en voie de guérison ; ce n'était plus qu'une affaire de temps. Quant aux morts, la proportion est relativement considérable, elle est de 1 sur 11 environ, tandis qu'en général c'était 1 sur 15, quelquefois même 1 sur 20.

Entrons maintenant dans le détail et passons en revue les différents groupes de maladie. Comme vous le verrez, les phlegmasies y entrent pour une part considérable, près de moitié. Nous commencerons par les maladies du squelette.

FRACTURES.

C'est un groupe toujours très-nombreux. Tous les ans il y en a près d'un cent; cette année nous en comptons 95, dont 75 pour les hommes, 20 pour les femmes. La raison de cette disproportion est celle que je vous ai déjà donnée, exagérée encore pour ce groupe particulier.

Sur les 95 malades, 80 sont sortis complétement guéris : 10 avec un cal imparfaitement consolidé, mais en bonne voie; 5 sont morts. Ce dernier chiffre est peu considérable, et encore n'est-ce pas aux suites de la blessure de l'os que les malades ont succombé, mais bien par la lésion d'organes importants atteints concurremment.

Os de la tête et du tronc. — C'est ainsi que 2 malades atteints de fracture du *crâne* ont succombé sans qu'aucun déplacement des os y ait contribué : l'un d'eux avait une rupture des deux rochers parallèlement à leur axe; la rainure commençait d'ailleurs au niveau du pariétal droit, ce n'était pas une fracture par contre-coup.

De même, pour les fractures de la *colonne vertébrale*, dont nous avons trois exemples, les fragments peuvent agir directement sur la moelle, la déchirer, l'écraser; mais il peut y avoir sans cela ébranlement, contusion de la substance nerveuse. Il résulte de tous ces désordres une paralysie d'autant plus étendue que la lésion siége plus haut : ordinairement c'est de la paraplégie.

La mort peut arriver très-promptement par généralisation de la méningo-myélite; d'ordinaire, l'inflammation reste locale ; au bout d'un temps plus ou moins long, la paraplégie persistant, arrivent la rétention d'urine, le catarrhe de la vessie, les eschares au siége, enfin le marasme et la terminaison fatale.

Voilà, Messieurs, les phénomènes que l'on indique ordinairement à propos des fractures du rachis dans la région dorsale. Pourtant deux de nos malades, affectés de cette lésion, sont guéris ; au moins ils peuvent marcher et accomplir toutes leurs fonctions, quoique infirmes, c'est-à-dire porteurs d'une gibbosité dans le lieu de la fracture. Quant au troisième, qui est mort, il avait été atteint dans la région cervicale. En somme, on a peut-être exagéré la gravité des ruptures de la colonne, au moins pour la région dorsale.

Le traitement a consisté tout simplement dans le décubitus horizontal, le malade étant couché sur le dos, la tête, privée d'oreillers, un peu plus basse que l'axe du corps.

Nous n'avons qu'un cas de fracture du *maxillaire inférieur*. Elle a guéri sans aucun bandage : à moins de déplacements énormes et difficiles à maintenir réduits, je m'en abstiens. La douleur suffit amplement pour empêcher le malade d'exécuter des mouvements nuisibles, et la consolidation se fait régulièrement sans qu'on ait condamné le patient à une immobilité qui est, dans l'espèce, un véritable supplice.

Les fractures de *côtes* figurent pour 19 dans le chiffre total. Leur traitement exige aussi une réforme. Si vous lisez les articles consignés dans les divers auteurs, vous serez effrayé de la gravité attribuée à ces fractures ; le fait est le même que pour celles du crâne, et c'est par écrasement, blessure des viscères thoraciques, que la mort arrive souvent.

Quant aux fractures simples, elles guérissent seules en général; la douleur est le seul phénomène auquel il faille porter remède. Pourtant, quels engins n'a-t-on pas imaginés? J. L. Petit, Duverney, Boyer, ont chacun le leur; Lisfranc avait inventé de poser sur le sternum d'une part, sur le rachis de l'autre, des montagnes de compresses; on serrait le tout à l'aide d'une bande, de façon à vous écraser le patient d'avant en arrière pour faire saillir l'arc costal en dehors! Un simple bandage de corps, maintenu quinze jours, amène la guérison.

Membre inférieur. — Les fractures du *bassin* sont au nombre de celles que le voisinage d'organes importants rend dangereuses : un cas terminé par la mort.

Il faut y joindre deux cas de fracture de la *cavité cotyloïde.*

Quant au *fémur*, 5 du corps de l'os, 6 du col.

Vous avez sans doute entendu parler des innombrables machines imaginées pour le traitement des fractures de cuisse, et ayant toutes pour but l'extension continue destinée à s'opposer au raccourcissement. Voici le moyen que j'emploie : je laisse le malade couché sur le dos, la cuisse étendue, le jarret sur un coussin dans une légère flexion. Une croupière, une alèze pliée en cravate embrasse l'ischion et vient se fixer à la tête du lit pour la contre-extension; une bande, roulée en étrier au niveau des malléoles, permet de fixer deux lacs qui vont s'attacher aux pieds du lit pour l'extension.

Avec cet appareil, facile à comprendre, et, partant, à poser, aisé à trouver et à fabriquer, on obtient la guérison, en fatiguant le malade le moins possible, avec un ou deux centimètres de raccourcissement.

Or, il y a longtemps que je l'ai fait remarquer, ceci n'est pas un inconvénient et *n'entraîne pas la claudication.*

Nous avons eu, cette année encore, deux ou trois exemples de malades ayant des fractures anciennes et ne boitant nullement, malgré des raccourcissements allant quelquefois jusqu'à trois centimètres. Il se fait peu à peu une inclinaison, une torsion du bassin qui supprime bientôt la claudication.

Celle-ci est, au contraire, occasionnée souvent par ces beaux appareils et bandages compliqués qui peuvent amener soit des eschares, soit de l'engouement, de la gêne dans les articulations voisines. Elle est, notez-le bien, beaucoup plus souvent la suite de la raideur des jointures que du raccourcissement du membre.

Pour la *jambe*, les cas se répartissent ainsi :

Jambe (les deux os)...............	8
Tibia	4
Malléole interne...............	3
Les deux malléoles..............	3
Extrémité inférieure du péroné.......	6
Total................	24

Pour les fractures des deux os, dites fractures de jambe, il faudrait bien aussi un appareil à extension, et des plus vigoureux, pour lutter contre les masses musculaires du mollet. De fait, ces machines, tout ingénieuses qu'elles soient, sont impuissantes à prévenir le raccourcissement. D'ailleurs, comme nous l'avons vu, cela importe peu.

Je me souviens, à ce propos, d'un malade qui eut la jambe broyée par un coup de feu en 1848 : on se décida à conserver le membre ; la guérison survint avec un raccourcissement de *cinq* centimètres. Aujourd'hui, et bien que le sujet ait boité longtemps, toute claudication a disparu. Quels treuils n'eût-il pas fallu pour s'opposer à une pareille rétraction ? Un simple bandage inamovible, le bandage dextriné, suffit pour la consolidation.

Quant aux fractures siégeant au niveau des malléoles,
et qui, vu la position respective des deux os, ne s'accom-
pagnent d'ordinaire d'aucun déplacement, le même bandage permet d'obtenir la guérison en trois semaines.

Vous voyez donc, Messieurs, combien peut être simple
le traitement des fractures du membre inférieur, et comme
il serait urgent de le débarrasser de tout cet attirail que le
chirurgien a tant de mal à disposer, le blessé tant de peine
à supporter, sans profit pour personne.

Enfin, la *rotule* s'est trouvée brisée une fois seulement.
Le kiastre, le bandage unissant des plaies en travers, suffisent pour amener la formation d'un cal fibreux qui permet
les fonctions du membre; là encore, il faut éviter surtout
la raideur occasionnée par les appareils trop serrés.

Membre supérieur. — La *clavicule* ne figure que pour
quatre cas dans le total. C'est un chiffre un peu inférieur
à ceux des années précédentes. Contrairement à ce qu'on
avait déjà établi autrefois, cette fracture se consolide vite :
quinze, vingt jours suffisent. Sachez aussi qu'il est impossible de la guérir sans difformité; ce qui vous explique
les quelques centaines d'appareils dirigés contre elle, sans
compter ceux que l'avenir nous réserve. L'important, c'est
que cette difformité ne gêne en rien les fonctions du
membre. Il suffit, au bout de quatre à cinq jours, d'appliquer un appareil inamovible, fixant la main du côté malade sur l'épaule opposée; on le retire au bout de quinze
jours, le cal est déjà solide.

Nous avons un cas de fracture de l'*omoplate*. Rien à
noter, aucun appareil à mettre; la guérison se fait seule.

Il y a six fractures de l'*humérus* : trois du corps, trois du
col.

Pour celle du col, anatomique ou chirurgical, le traitement est des plus simples. Il consiste, le déplacement

réduit, à maintenir le membre fixé sur le côté de la poitrine et parallèlement à son axe; mais ne manquez pas d'interposer, entre le bras et le thorax, des compresses, de la ouate; sans quoi vous courez risque de voir survenir l'inflammation et la suppuration par le contact des chairs nues.

Ces fractures du *col anatomique* ont montré aussi, contrairement à ce qu'on croit, qu'elles guérissent bien. Quoique la tête soit là un peu comme un corps étranger, cependant la consolidation s'est effectuée comme dans les autres cas.

Les fractures du *corps* de l'humérus exigent, pour être maintenues, une bande roulée et des attelles. Ce sont elles qui exposent le plus souvent aux non-consolidations, aux pseudarthroses, bien que cela paraisse étrange au premier abord. Cependant, Messieurs, ne craignez jamais d'admettre un fait démontré, et soyez sûrs que l'explication se trouvera tôt ou tard.

Ici, elle est facile à donner. Vous avez un os qui est unique dans le membre, au milieu des muscles, situé entre des parties extrêmement mobiles, le scapulum et l'avant-bras; il conserve donc, malgré les appareils, une tendance extrême à exécuter de petits mouvements qui suffisent pour empêcher la consolidation; aussi faut-il veiller un peu plus.

Voici les chiffres des fractures de *l'avant-bras* :

Avant-bras (les 2 os)	2
Olécrâne	1
Corps du cubitus	1
— du radius	1
Extrémité inférieure du radius	11
Total	16

Les fractures de *l'avant-bras* proprement dit, des deux

os à la fois, nous ont montré qu'elles sont graves et exigent une grande attention. Le cubitus et le radius, par leur forme et par leur position, tendent, d'une part, à faire saillie en arrière, d'où, par la suite, adhérence de quelques muscles aux rugosités osseuses du col et difformité irrémédiable entraînant la gêne de certains mouvements.

D'autre part, grande tendance au rapprochement des deux os et à l'effacement de l'espace interosseux, d'où l'abolition plus ou moins complète des mouvements de pronation. Que si l'on exagère la compression, on s'expose à troubler, au grand préjudice du malade, le cours du sang dans le membre.

C'est à l'avant-bras qu'on observe le plus souvent la gangrène à la suite de bandages trop serrés, source nombreuse de procès contre les médecins. On a dit de ces fractures qu'elles étaient presque aussi dangereuses pour le chirurgien que pour le malade; donc, veillez-y doublement.

Nous avons vu une fois de plus, par un cas de fracture de l'*olécrâne*, que c'est une lésion peu grave. Un 8 de chiffre, une bande roulée suffit pour la guérison. Car il n'est nullement nécessaire d'obtenir la soudure des fragments.

Vous savez, en effet, que chez un grand nombre d'espèces animales, l'olécrâne est libre et analogue à la rotule, sans que cela empêche ou gêne les fonctions du membre. De même, chez l'homme, tout ce qui peut résulter de cette rupture, c'est l'obstacle à une extension parfaite de l'avant-bras sur le bras; or, c'est une position qui n'est nullement indispensable. Gardez-vous donc surtout des eschares et contentez-vous de la formation d'un tissu fibreux induré, qui suffit parfaitement au rétablissement des fonctions, lequel arrive au bout d'un mois, six semaines.

La fracture du *cubitus* seul est plus facile à guérir que celle des deux os, bien que, en raison de sa situation, il tende à proéminer en arrière et en dedans; comme il est avec cela très-mobile à son articulation inférieure, on court risque d'obtenir une mauvaise consolidation; là encore l'application du bandage inamovible doit être faite avec tout le soin désirable.

Les fractures du corps du *radius* donnent lieu à des considérations du même ordre.

Celles de l'*extrémité inférieure* ont pris, comme vous le savez, la place des luxations du poignet, dont il n'est plus guère question que pour mémoire. Elles se reconnaissent à distance à une disposition particulière en z, en talon de fourchette; le carpe proémine en arrière avec une dépression au-dessus; en avant, c'est l'inverse; dépression au niveau du carpe, saillie au-dessus. Joignez à cela une légère flexion de la main, un peu déviée en même temps sur le bord cubital, et vous ne vous y tromperez pas. Cela est pathognomonique, en ce sens qu'aucune lésion du poignet (à moins d'affection ancienne) ne s'accompagne d'une semblable déformation; seulement, la réciproque n'est pas vraie : une fracture du radius peut exister sans ce déplacement.

Au point de vue du pronostic, elles sont peu dangereuses. Abandonnées à elles-mêmes, elles guérissent sans altération notable des fonctions du membre; les fragments peuvent même, en raison de leur emboîtement, se ressouder sans bandage.

Seulement, il en résulte une difformité. Le traitement ne serait donc dirigé qu'en vue d'une sorte de coquetterie. Mais, Messieurs, la chirurgie a souvent pour but de remédier aux simples difformités, et on doit le faire toutes les fois qu'il n'en peut résulter aucun danger pour le malade.

Malheureusement, ici, c'est très-difficile et même dangereux. Le bandage, comme nous l'avons vu pour les fractures des deux os, expose aux eschares, aux compressions, aux raideurs articulaires, etc. Lisez la clinique de Dupuytren et vous verrez qu'après l'application de son appareil, de son attelle coudée, des malades ont traîné quatre, cinq mois dans les salles avec des ankyloses incomplètes, des raideurs impossibles à dissiper.

Aussi ai-je renoncé depuis longtemps à tous ces bandages plus ou moins complexes et m'en suis-je tenu à un appareil qui réduit, en partie, la difformité; et cela sans aucun danger, puisqu'il permet aux doigts de retrouver leur souplesse au bout d'un mois ou deux.

J'en ai puisé le principe dans une lettre que m'écrivit un chirurgien danois dont le nom m'échappe. Il plaçait l'avant-bras sur un coussin épais, de façon à ce que la main, le dépassant à partir du poignet, fléchît par son propre poids; et au bout d'un temps ordinairement assez long plusieurs succès étaient constatés.

Le procédé me parut ingénieux, mais un peu gênant pour le malade. Je l'ai modifié ainsi : d'abord j'obtiens immédiatement la position exigée en fléchissant très-fortement, à angle droit, la main sur l'avant-bras; les tendons extenseurs font ainsi poulie pour repousser les fragments. Le membre est alors fixé dans cette situation : bande roulée sèche, compresse graduée sur le dos de l'avant-bras et de la main, attelle de carton mouillée pour qu'elle se moule parfaitement, bande dextrinée maintenant le tout.

L'important est de veiller à ce que la main ne se redresse pas tandis que la dextrine sèche; on y pourvoit à l'aide de quelques lacs fixant les parties pendant cinq à six heures. Je me suis généralement bien trouvé de cet appareil.

MALADIES DES ARTICULATIONS.

Elles sont au nombre de 70 ainsi distribuées :

Luxations. 8
Entorses 17
Arthrites 45
Hydarthroses. 9

Nous pouvons étudier parallèlement les affections des bourses séreuses et des synoviales tendineuses au nombre de 13.

Luxations. — Leur nombre est peu considérable, mais c'est à peu près la moyenne normale : les chiffres des trois dernières années ont été 6, 8 et 12.

Du reste, ce chiffre restreint est parfaitement d'accord avec la statistique des luxations : sur les 8 cas observés, il y a 7 hommes et 1 femme : 6 déplacements de l'épaule, 2 du coude. Ne sont pas comprises dans ce cadre les luxations qui compliquent la fracture du péroné, ni celles dont le traitement n'a pas exigé le séjour du malade à l'hôpital. Telles, deux luxations des doigts, dont une du pouce.

Comme toujours, c'est l'*épaule* qui a fourni le plus fort contingent. Vous savez combien sont devenues complexes et embrouillées les classifications de ces luxations. Pour moi, je n'en admets que deux grandes espèces : les luxations en dehors et en arrière, ou *postero-externes*; les luxations en dedans et en avant, ou *antéro-internes*.

Pour les premières, il n'y a pas de contestation : qu'on

les appelle *sous-épineuses* ou *sous-acromiales*, tout le monde admet qu'il n'y a là que des degrés. Or, il en est précisément de même pour les luxations en dedans. D'une façon générale, il n'y en a qu'une, et pourtant on a multiplié outre mesure les variétés.

Ainsi, l'on admet la luxation en bas ou sous-glénoïdienne, la sous-coracoïdienne, l'intra-coracoïdienne, la sous-claviculaire. Larrey avait créé l'intra-costale. Rappelez-vous seulement cette remarque, à savoir : que ces noms divers ne s'appliquent qu'à des nuances; qu'entre autres la véritable luxation en bas n'est pas possible.

Ce qui n'empêche, qu'admise de tout temps, elle n'ait traversé les siècles et même celui de J.-L. Petit et de Duverney; créée par une vue de l'esprit, personne, avant notre époque, n'avait songé à s'assurer de son existence. Or, on n'en a pas trouvé d'exemple, et, de plus, on a reconnu qu'elle était matériellement impossible. Si la tête humérale peut venir se mettre en contact avec la côte de l'omoplate au-dessous de la glénoïde, cela se produit par le fait d'un écartement qui a porté le bras en haut et, pour que la luxation existât, il faudrait qu'il s'y maintînt : ce que rendent doublement impossible et la pesanteur et le tendon de la longue portion du triceps.

Toutefois, on a trouvé des accommodements et on a conservé le nom de luxation en bas (sous-glénoïdienne) au déplacement dans lequel la tête est située à la *partie inférieure du côté interne* de la cavité glénoïde; comme vous voyez, c'est encore une luxation en dedans.

Pour moi, ces nuances se réduisent à deux, d'après la position de la tête au milieu des muscles. Le plus souvent vous la trouvez sous le muscle sous-scapulaire, c'est la luxation *sous-scapulaire*. Lorsqu'elle vient faire saillie dans l'aisselle, elle est recouverte par les pectoraux.

d'où le nom de luxation *sous-pectorale* que je lui ai donné (1).

Toutes ces luxations ont été réduites par l'ancien procédé, la traction horizontale. La traction perpendiculaire, de bas en haut, est peut-être quelquefois préférable pour la variété sous-pectorale.

Deux luxations du *coude* se sont présentées : chose remarquable, l'une d'elle était *en avant* et sans fracture, mais fortement portée de côté ; elle était, à proprement parler, en avant et en dehors. L'autre était une luxation en arrière. Toutes deux ont guéri.

Entorses. — Nous en avons eu 17 à traiter ; une foule n'ont fait que passer. Chez tous la guérison a été obtenue et sans accidents consécutifs.

Cela est à retenir, car c'est un peu comme pour les fractures de côtes. Il est passé par la tête d'un certain nombre de praticiens de soutenir que l'entorse est une lésion dangereuse, exigeant des soins sérieux. Baudens publia même dans le temps un mémoire à propos d'un traitement particulier, et il ne citait pas moins de 12 cas de guérison.

Puis, les rebouteurs avec leurs manœuvres, leur façon de procéder, ont contribué encore à effrayer le public, sans compter les accidents qu'ils ont quelquefois déterminés. Pourtant il est sorti de là quelque chose : on a reconnu qu'à l'aide d'un certain massage on parvenait à débarrasser plus vite les malades de leur entorse. Il y a là un

(1) Voici pour aider le lecteur à se reconnaître dans le dédale des luxations de l'épaule et de leurs classifications :

La luxation *sous-scapulaire* de M. Velpeau correspond à la *sous-coracoïdienne* de MM. Malgaigne et Nélaton.

La *sous-pectorale* à l'*intra-coracoïdienne* et à la *sous-glénoïdienne* des mêmes auteurs, suivant que la tête est située *plus haut* ou *plus bas.*

Tous admettent une luxation *sous-claviculaire,* d'ailleurs extrêmement rare. (A. R.)

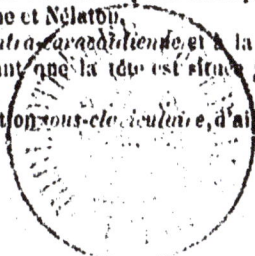

2

fait réel que quelques praticiens ont su exploiter. Quoi qu'il en soit, l'explication n'est pas encore trouvée ; peut-être se passe-t-il quelque chose d'analogue aux phénomènes qui suivent l'écrasement des tumeurs hématiques. C'est une question à revoir et à étudier.

Donc l'entorse est une affection légère, qui n'amène ni arthrite ni tumeurs blanches, si ce n'est dans des cas tout à fait exceptionnels; elle guérit par l'emploi des résolutifs et de la compression, et au bout d'un temps assez court.

Arthrites. — Il y en a 45 cas. Au point de vue du traitement, elles nous ont révélé l'efficacité des deux moyens suivants : d'abord, les larges vésicatoires volants appliqués successivement autour de la jointure, puis l'immobilisation à l'aide du bandage inamovible.

Je le préfère aux appareils mobiles pour deux motifs : d'une part, les malades peuvent se lever, puis, le membre une fois dans le moule, il n'y a de possibles que les mouvements de totalité, la jointure restant immobile. Pour cela, il faut que le bandage soit convenablement appliqué, et surtout dans une étendue suffisante; ainsi, pour le genou, siége le plus fréquent des arthrites chroniques, il faut que le pied, la jambe et la cuisse jusqu'en haut soient emprisonnés.

De la sorte, tous les mouvements sont anéantis et les membres condamnés à l'immobilité complète. Le premier effet du bandage est de soulager considérablement les malades, et cela du jour au lendemain. La résolution arrive, et, en quinze jours, trois semaines, la guérison plus ou moins complète.

Hydarthroses. — Nous en avons eu 9, presque toutes du genou. Outre les vésicatoires, les frictions résolutives, il y a un mode de traitement à vous signaler : c'est l'injection iodée. Elle a été pratiquée quatre fois. De plus,

3 malades ainsi traités ne figurent pas dans la statistique parce qu'ils n'étaient pas sortis au 1er août ; 2 sont encore dans les salles et en bonne voie. Voilà donc en tout 7 cas de ponction avec injection iodée dans les hydarthroses, qui ont passé sous vos yeux. C'en est assez pour vous démontrer les points suivants :

1° Ces injections ne sont pas dangereuses, et c'est un fait capital, car la crainte d'accidents graves était le plus grand obstacle à leur intronisation dans la pratique.

2° Elles n'empêchent pas l'emploi des autres modes de traitement interne ou externe : pommades résolutives, vésicatoires, etc.

3° Elles ont une efficacité qui n'est pas douteuse, puisque chez tous ces malades la guérison a été obtenue ; au moins les douleurs étaient-elles dissipées et les fonctions du membre rétablies.

4° Enfin, ces injections n'amènent pas l'ankylose ; je ne l'ai jamais vue survenir et j'en ai cependant pratiqué un bon nombre.

N'allez pas conclure que ce soit un moyen infaillible. Le fait est que les malades s'en trouvent bien dans la plupart des cas et qu'un certain nombre sont radicalement guéris (1).

Maladies des bourses séreuses et synoviales tendineuses. — Elles trouvent naturellement leur place à côté des hydarthroses ; nous en avons 13 exemples. Il y aurait beaucoup à dire : les épanchements de toute sorte, de pus, de sang, de sérosité ; les inflammations, les contusions y sont tour à tour observés. Voyons seulement ce que la pratique peut retirer de l'étude de ces 13 cas.

(1) Le procédé opératoire est très-simple et analogue à celui de l'hydrocèle. M. Velpeau emploie un liquide composé de parties égales d'eau et de teinture d'iode.

Les *épanchements de nature inflammatoire*, purulents, séro-purulents, les *épanchements sanguins*, ont tous été traités par le même procédé : ponction plus ou moins large avec le bistouri, injections détersives. Pour les *collections séreuses*, l'injection iodée, après avoir tenté la résolution par les vésicatoires volants et·les topiques (frictions mercurielles, pommade à l'iodure de plomb, etc.).

L'injection iodée a été employée cette année dans deux cas assez exceptionnels : ainsi, chez un malade porteur d'un kyste au niveau de l'articulation tibiotarsienne et qui m'avait inquiété parce que je craignais la communication avec la jointure, je fis néanmoins l'injection, ce que je n'aurais pas osé autrefois, alors que l'innocuité ne m'en était pas démontrée.

Et c'est même un cas analogue qui me mit sur la voie. Ayant fait une injection dans un kyste du jarret, je m'aperçus le lendemain, à mon grand effroi, que le liquide avait passé dans l'article ; le malade guérit. C'est alors qu'avec M. Bonnet (de Lyon) je commençai à pratiquer l'injection iodée dans les jointures.

Le second cas qui figure dans notre statistique est relatif à un jeune homme porteur d'une hydropisie tendineuse au poignet. Il guérit par l'injection, mais pas aussi radicalement que le premier, car la synoviale était tapissée de fongosités qu'il a conservées.

PHLEGMONS ET ABCÈS.

Il s'agit ici uniquement des inflammations du tissu cellulaire, et encore du tissu cellulaire disposé en couches, non pas de celui qui, en lamelles plus ou moins fines, entre dans la structure de presque tous les organes.

Ce chapitre ne comprend pas moins de 181 cas, nombre relativement considérable, comparé à celui des années précédentes. Aucune maladie, vous le savez, n'est aussi fréquente que l'inflammation : elle embrasse plus des deux tiers de la pathologie, surtout de la pathologie chirurgicale.

Et d'ailleurs si nous avons réuni sous le même titre, comme vous allez le voir plus loin, les panaris, les anthrax, les furoncles, c'est qu'il n'y a là que des variétés qui empruntent à leur siège seulement leurs caractères particuliers.

Voici la répartition :

Phlegmons et abcès................ 133
Panaris......................... 39
Anthrax......................... 7
Furoncles....................... 2
                        Total......... 181

Phlegmons et Abcès. — On pourrait se mettre d'abord, entre autres choses, à examiner ces abcès suivant les régions ; ils sont ainsi distribués sous ce rapport :

Tête et cou...................... 23
Tronc........................... 8

Et chaque région engendre des faits, des indications
particulières. Car, s'il est bon, messieurs, de généraliser
en théorie, il faut surtout particulariser dans l'application;
les maladies varient non-seulement suivant les individus,
mais suivant le siége.

C'est ainsi que le *phlegmon du cuir chevelu*. par exemple, cause souvent les plus grands désordres; un de nos
malades avait toute la peau du crâne décollée et vacillant
sur sa tête comme une calotte. Il eut d'ailleurs la chance
de guérir.

Dans la *joue*, au contraire, non pas au niveau du men-
ton, mais dans la portion jugale proprement dite, au niveau du maxillaire supérieur, on a le type du phlegmon
circonscrit localisé.

A quoi tiennent ces différences? A la nature lamelleuse
de la couche qui sépare au crâne la peau de l'aponévrose,
tandis qu'à la joue le tissu cellulaire est resserré entre
les muscles et les os. Ce sont des faits purement anato-
miques.

Dans la *région sus-hyoïdienne* presque tous les abcès ont
leur point de départ dans un ganglion; aussi la suppuration est-elle circonscrite, comme nous le verrons bientôt en traitant des adénites.

Dans les *lèvres*, où les muscles, le tissu cellulaire, les
vaisseaux sont si fins et tellement entrecroisés qu'il en résulte une véritable trame homogène, feutrée, à mailles
serrées, on n'observe également que des inflammations
circonscrites, étranglées pour ainsi dire; l'abcès y prend
presque le caractère furonculeux.

Ainsi le tissu cellulaire lamelleux, à mailles larges, favorise le phlegmon diffus et est presque une condition *sine qua non* de sa formation; les conditions contraires voient naître le phlegmon circonscrit. Et dans ces deux cas, comme vous le savez, non-seulement le traitement n'est pas le même, mais le danger n'est pas non plus comparable.

Tandis que le *phlegmon diffus* s'étale sur une large surface, au loin, décollant la peau, disséquant les vaisseaux et les nerfs, laissant souvent après lui des désordres irréparables, le phlegmon circonscrit reste limité à un petit espace, ne produit qu'exceptionnellement la gangrène et ne laisse d'ordinaire après lui aucune trace sérieuse.

De plus, la marche du phlegmon diffus est essentiellement rapide : en 4 jours, rarement plus, il arrive à suppuration; celle-ci tarde au moins 8 jours dans le phlegmon circonscrit.

La conséquence est bien simple : jamais vous n'essayerez de faire avorter un phlegmon diffus arrivé au quatrième jour ; vous êtes sûr qu'il y a du pus de formé et il n'y a pas de pommade qui puisse le faire disparaître. Il n'y a qu'une chose à faire : inciser largement sur plusieurs points.

Si, au contraire, il s'agit d'un phlegmon circonscrit, même au 4e ou 5e jour, vous pouvez tenter la résolution et l'obtenir au moyen des sangsues, des vésicatoires volants, des frictions mercurielles. C'est en vertu de ces principes, et en prenant toujours en considération l'anatomie de la région, que tous nos malades ont été traités.

Phlegmons de la main. — Mais dans ce groupe général les inflammations de la main méritent une place à part. Il y en a 24, dont 8 chez la femme. C'est la *paume* de la main qui est le plus souvent atteinte ; presque toujours au moins elle en est le point de départ.

Or on distingue, comme vous le savez, à la face palmaire, la région de l'éminence thénar, celle de l'éminence hypothénar et la paume de la main proprement dite. A l'*éminence thénar* l'inflammation prend volontiers le caractère diffus, parce qu'il y a sous la peau une couche lamelleuse peu serrée qui se continue au pouce; aussi cette inflammation se complique-t-elle souvent de panaris. A l'*éminence hypothénar*, même disposition, mêmes phénomènes.

A la *paume* de la main. c'est tout différent, la couche cellulaire sous-cutanée est très-mince, très-résistante; c'est un feutrage extrêmement serré entre l'aponévrose et la peau; aussi l'inflammation ne peut-elle être que circonscrite.

Si, au contraire, elle prend naissance sous l'aponévrose, elle se trouve dans les toiles synoviales de la région, lesquelles communiquent d'une part avec les doigts, de l'autre avec l'avant-bras, d'où l'intensité de la douleur et des phénomènes généraux, qui, combinés avec l'extension de la maladie, peuvent emporter le patient.

Ces inflammations de la paume de la main naissent surtout au niveau des articulations métacarpo-phalangiennes, sous les indurations épidermiques que les ouvriers désignent sous le nom de *durillons*. L'inflammation, une fois née, pressée entre l'aponévrose qui résiste, l'épiderme et la peau indurée, passe à travers la commissure des doigts et arrive sur le dos de la main.

Là les conditions sont tout à fait changées: au lieu du tissu serré de la face palmaire. c'est une couche lamelleuse qui s'étend sur tout le dos de la main et des doigts; ainsi faile pus. Aussi ai-je l'habitude, même dans ces cas, de faire l'incision en avant; presque toujours je trouve là. sous le durillon, la source du mal. Voilà encore un fait d'une précision anatomique.

Rappelez-vous aussi qu'une large fente pratiquée dès le début empêche tous ces désordres et le décollement de la peau du dos de la main et des doigts.

Panaris. — C'est un mot qui a le privilège d'effrayer beaucoup le malade, et souvent le médecin. Pourtant c'est une inflammation comme une autre, sans caractères spéciaux que ceux qu'elle emprunte à la région.

Nous en avons 39, dont 30 chez l'homme, 9 chez la femme. La statistique des quatre dernières années me donne un total de 108 cas, dont 83 chez l'homme et 25 chez la femme.

Vous voyez que la proportion n'est pas aussi minime pour cette dernière : cela tient aux travaux d'aiguilles, qui l'exposent pour leur part aux piqûres et, partant, aux inflammations des doigts.

Sur les 39 cas de cette année, il y en a :

Sur l'index	13
Pouce........................	15
Medius........................	5
Annulaire	4
Auriculaire	2

C'est tout à fait conforme aux prévisions. De même le côté droit est plus souvent atteint que le gauche.

Quant aux *espèces*, j'en ai établi 4, qui reposent uniquement sur la disposition anatomique des parties; à ce titre, elles ne me paraissent pas pouvoir être contestées.

1° Le panaris *sous-épidermique* se manifeste par une phlyctène, le plus souvent au niveau de la matrice de l'ongle, dont il fait le tour (*tourniole*). Il est peu grave et guérit tout seul; il vaut mieux crever, exciser l'épiderme.

2° Le panaris *sous-cutané* proprement dit siège dans la couche cellulaire comprise entre la peau et les coulisses fibro-synoviales. Aux dernières phalanges des doigts, où

ces coulisses n'existent pas, il prend rapidement les caractères du panaris profond ou périostique, d'où le danger de
nécrose de la phalange et l'indication d'un traitement rapide.

Au pouce et au petit doigt l'inflammation peut gagner
les éminences thénar et hypothénar, à cause de la laxité
relative de la couche celluleuse ; nous avons déjà noté
la possibilité du phénomène inverse.

3° Le panaris *fibro-synorial* s'annonce par des douleurs
extrêmement vives; il s'étend rapidement par l'intermé-
diaire des toiles synoviales, gagne la paume de la main et
peut même, en traversant le canal ostéo-fibreux du poignet, aller jusqu'à l'avant-bras. S'il suppure, il en résulte forcément à la suite un trouble de fonctions, de la
gène, de la raideur des muscles fléchisseurs, des mouvements de la main et des doigts.

4° Le panaris *périostique* ou profond amène presque
inévitablement la nécrose de la phalange; heureusement
qu'il est très-rare, si ce n'est au niveau de la pulpe des
doigts, comme nous l'avons dit.

L'incision hâtive n'est indiquée nécessairement que
dans le panaris fibro-synovial ; il faut absolument prévenir la suppuration, pour les raisons indiquées plus haut.
Dans les autres variétés, vous pouvez attendre la formation du pus.

Anthrax. — Nous en avons eu 7 exemples, 4 chez
l'homme, 3 chez la femme, plus 2 furoncles. Tous sont
guéris , au moins de leur lésion locale, car un des malades
est mort d'érysipèle contracté dans les salles.

Je traite les anthrax par un procédé qui m'est particulier, au moins quant à certaines règles que j'ai établies.
D'abord, quoi qu'on en ait dit, le meilleur traitement,
c'est l'incision; on la fait cruciale ordinairement. Or, cela
est insuffisant.

Je fais une incision *rayonnée*; la tumeur ayant ordinairement la forme circulaire, je la fends suivant des dia-
mètres multiples, de façon que cela vous représente assez
bien, comme lignes, l'aspect d'une roue de voiture. De
plus, tous ces rayons, qui convergent vers le centre, doivent être séparés à leur base par un intervalle de 1, 2 centimètres *au plus*, et *dépasser un peu la circonférence de
la tumeur* en empiétant sur les tissus sains.

A ce prix seulement vous arrêterez l'inflammation et
à coup sûr. Si vous songez que l'anthrax est assez dangereux pour amener quelquefois la mort, vous n'hésiterez
pas à employer un procédé dont l'efficacité rachète amplement la barbarie apparente.

———

MALADIES DU SYSTÈME LYMPHATIQUE.

Nous n'avons à nous occuper ici que des affections aiguës, et vous savez que ce ne sont pas les plus nombreuses ; mais les engorgements, les adénites chroniques n'exigent pas ordinairement le séjour des malades à l'hôpital, si ce n'est dans des services spéciaux.

Angioleucites. — Il y en a 13, en tant que maladies distinctes, sans compter celles qui sont survenues comme complication. Sur ce chiffre, 11 hommes, 2 femmes ; toujours même proportion pour le même motif.

Cette angioleucite ouvre la porte à l'interprétation de bien d'autres maladies ; vous ne voyez ici que celles dites externes, chirurgicales. Mais il y en a d'internes, du ressort de la médecine. Réfléchissez un peu au mécanisme : presque constamment, c'est une piqûre, une écorchure aux doigts, au pied ; puis on voit la rougeur poindre, se développer, remonter l'avant-bras, la jambe, etc. Si c'est dans les lymphatiques profonds, on devine, on suit par la pensée un phénomène analogue.

Voyez à l'intérieur : dans la bouche, c'est encore manifeste. Une écorchure, une carie dentaire, et rapidement vous voyez une angioleucite, un engorgement des ganglions, souvent même terminé par la suppuration.

Mais dans l'œsophage, le larynx, l'intestin, vous ne voyez rien, et pourtant douterez-vous qu'il ne s'y puisse faire des lésions analogues et à la suite des angioleucites ? Il est certaines maladies caractérisées par des pustules, des ulcérations de l'intestin ; n'est-il pas clair que des molécules irritantes peuvent passer de là dans les lymphatiques y aboutissant, et ainsi infecter l'économie tout entière ? Cela peut jeter quelque clarté sur un certain nombre de faits du ressort de la pathologie interne.

Notez, d'ailleurs, qu'il n'est pas nécessaire qu'une molécule morbifique enflamme le vaisseau en le parcourant pour amener l'inflammation du ganglion : du reste, si celle-ci se borne à la paroi interne du conduit, comme on peut le constater quelquefois, il n'y a rien d'apparent à l'extérieur, et le mal n'en existe pas moins.

Un point important, c'est d'isoler l'angioleucite des affections avec lesquelles on peut la confondre, surtout l'*érysipèle*. Vous comprendrez l'intérêt de cette étude, si je vous dis qu'aujourd'hui encore des praticiens de mérite ne les distinguent pas.

Cela tient à une confusion entretenue de parti pris. Il en est toujours ainsi dans l'histoire de l'esprit humain : tandis que l'un cherche à porter la lumière sur un fait, l'autre s'efforce de la mettre sous le boisseau. C'est ainsi qu'autrefois, pendant que j'essayais de distinguer l'angioleucite, l'érysipèle et la phlébite, Blandin cherchait à démontrer l'identité des deux premières affections. Et comme il y avait là quelque chose de spécieux, les esprits furent frappés ; quelques-uns sont restés dans cette idée.

Cependant, s'il est vrai que l'angioleucite et l'érysipèle se compliquent souvent, ils existent aussi séparément. Ils forment deux maladies d'une gravité très-différente, l'érysipèle étant extrêmement dangereux, tandis que l'angioleucite l'est peu. Voyons donc les caractères distinctifs.

D'abord, l'*érysipèle* tue comme maladie générale, l'*angioleucite* comme maladie locale. Il débute souvent d'emblée, sans écorchures ni plaies ; l'angioleucite jamais.

Celle-ci se dessine en filaments ou en plaques qui gagnent de proche en proche, mais en se dirigeant toujours suivant l'axe du membre ; l'*érysipèle* s'étale en nappe, en long, en large, en travers, en un mot, dans tous les sens. L'*angioleucite* n'abandonne jamais que lentement son point de départ ; quand la rougeur est parvenue à l'aisselle, par exemple, elle persiste encore aux doigts. où elle a commencé ; le point où l'*érysipèle* a débuté est ordinairement guéri quand l'affection a gagné des parties éloignées. L'*angioleucite* se termine souvent par des abcès ; l'*érysipèle* jamais, à moins qu'il ne devienne phlegmoneux, ce qui est une complication.

Enfin, le traitement aussi diffère en ce sens qu'il n'arrête pas l'érysipèle, tandis qu'une bonne médication peut enrayer l'angioleucite. Toutes sortes de topiques, et même quelquefois des soins de propreté produisent des résultats satisfaisants ; nous employons surtout les pommades résolutives, les frictions mercurielles, les vésicatoires volants, les sangsues, la compression.

L'angioleucite doit être aussi distinguée du *phlegmon diffus*. Celui-ci se présente sous forme d'une inflammation en nappe, avec un point central qui ne tarde pas à présenter les signes d'une suppuration prochaine ; l'*angioleucite*, lorsqu'elle n'est pas en réseaux, est constituée par des plaques séparées, ou réunies par de petites traînées ou taches moins rouges. Elle diffère encore en ce point que la suppuration, dans le *phlegmon diffus*, ne tarde pas plus de quatre jours ; puis on retire par l'incision des paquets filandreux de tissu cellulaire mortifié ; tandis que chaque noyau d'*angioleucite* met huit, dix jours à fournir du pus, et il est toujours en plus petite quantité qu'on ne pourrait se le figurer.

Quant à la *phlébite*, je vous indiquerai en deux mots

un caractère distinctif : elle se *sent*, elle se perçoit par le toucher sous forme d'une corde indurée ; l'angioleucite se *voit*. Voilà un élément qui suffit pour vous mettre sur la voie. Maintenant vous devez entrer dans le détail.

Adénites. — Il y en a eu 38, dont 28 chez l'homme, 10 chez la femme. Je leur ai consacré un article dans le nouveau *Dictionnaire encyclopédique* ; je ne veux pas y insister aujourd'hui.

Seulement, remarquez ce fait important : les inflammations aiguës des ganglions sont comparables à celles des glandes et de la mamelle en particulier. Elles donnent lieu à trois variétés, suivant qu'elles sont *sous-cutanées, parenchymateuses* ou *profondes.*

Du reste, c'est le plus souvent dans le parenchyme que débute l'abcès, et il peut y rester confiné. S'il en sort, les deux autres variétés se présentent suivant que le pus se fait jour à la surface, entre la glande et la peau, ou dans le plan profond.

Pour les abcès sous-cutanés, l'incision est aisée et rend de grands services. Pour les profonds, c'est plus embarrassant ; outre que la fluctuation est difficile à percevoir, la présence des gros troncs vasculaires arrête souvent la main du chirurgien : il faut attendre.

Érysipèles.—L'érysipèle a été, cette année, un véritable fléau. Nous en avons eu 35 cas, dont 21 par suite de traumatisme : 15 sont morts.

C'est un chiffre effrayant. Dans le total de mes trente années je n'en trouve que 200 cas : il m'est arrivé de passer 10, 15 mois sans en voir un exemple. Et tous les chirurgiens tiennent le même langage : donc l'érysipèle est devenu de plus en plus fréquent et plus grave ; c'est un fait à enregistrer. Quant à l'explication, elle n'est pas encore trouvée.

Du reste, j'ai essayé de tous les moyens, sans aucune prévention et bien que me méfiant de leur efficacité. Je reste convaincu qu'aucun des modes de traitement actuellement connus, ni local ni général, ne peut en triompher.

Pourtant il y a des gens plus heureux. Chaque année on vante au moins un remède efficace, et généralement c'est de province qu'il nous vient. Le fait ne peut pas être contesté : il prouve simplement que la maladie est moins dangereuse là-bas que dans nos hôpitaux et même qu'en ville.

C'est ainsi qu'un médecin de Caen, le docteur Lebidois, guérissait *tous* ses érysipèles avec la teinture d'aconit à la dose de 6, 8 et 10 grammes. Je l'ai essayée sans aucun résultat. On peut modérer, régulariser la marche de la maladie : l'arrêter net est, jusqu'ici, impossible.

Ce qu'il importe surtout, c'est de bien reconnaître l'érysipèle et de le différencier de l'angioleucite ; j'ai essayé plus haut de vous en donner le moyen, permettez-moi d'y insister encore un instant.

L'érysipèle a, en effet, certains signes pathognomoniques sur lesquels je veux absolument fixer votre attention. D'abord, il y a sur les limites du mal un *liseré festonné* rouge, faisant un léger *relief*, si bien qu'on peut, en promenant le doigt légèrement, en avoir la sensation. En dehors de ce liseré, les tissus sont parfaitement sains ; et cela est d'autant plus remarquable, que c'est au niveau de ce liseré que la rougeur est le plus marquée, elle augmente d'intensité *du centre à la circonférence;* cela est pathognomonique.

De plus, toutes les autres inflammations sont accompagnées d'une tuméfaction plus ou moins considérable de la couche sous-cutanée ; ici, rien de semblable, excepté à la tête, s'il se mêle à l'angioleucite : c'est une nappe qui va s'étalant de plus en plus au-dessus des tissus, dont la profondeur n'est pas atteinte. C'est quelque chose comme la marée montante qui empiète de plus en plus sur la plage; seulement, à la différence de la mer, il ne recule jamais.

Puis, sachez-le bien, quoique cela puisse vous étonner : l'érysipèle ne dure que *quatre jours* sur le même point; seulement, comme les régions sont successivement envahies, la durée totale peut aller jusqu'à six semaines. Ordinairement, c'est 8, 10 jours. Ainsi, quand je dis 4 jours, c'est pour une plaque donnée, et quelquefois on n'en voit qu'une, source infaillible d'erreur pour les inventeurs de remèdes nouveaux.

Je vous ai dit que l'érysipèle ne se terminait jamais par suppuration, et pourtant ce fait est signalé tous les jours. C'est que l'on a confondu, on n'a pas su distinguer l'inflammation *phlegmoneuse*, qui se déclare quelquefois sous la surface érysipélateuse, ce qui constitue l'*érysipèle phlegmoneux*. Mais c'est une complication; de même que vous voyez quelquefois le phlegmon se compliquer d'érysipèle, ce qui constitue alors le *phlegmon érysipélateux*, deux termes qui sont souvent confondus et mal compris, et que vous pourrez, je crois, distinguer désormais.

Quant à vous dire comment l'érysipèle fait mourir, il y a là une inconnue; évidemment, l'inflammation ne suffit pas pour expliquer le fait. Il y a là une véritable intoxication par des *molécules morbifiques*, un empoisonnement dont la nature n'est pas encore élucidée.

BRULURES ET CONTUSIONS.

Voici deux affections qui, au premier abord, ne se ressemblent guère, et que je réunis pourtant ; car vous allez voir que, sous le rapport de la succession des phénomènes, elles ont la plus grande analogie : ce que l'on peut dire de l'une peut s'appliquer à l'autre.

Brûlures. — Nous en avons 25 : dans les trois années précédentes, il n'y en avait que 43 en tout. C'est donc un chiffre relativement élevé. Dans mon total général, j'en trouve 306, dont 209 chez l'homme, 97 chez la femme : morts, 23.

Cette année, la disproportion est plus grande, puisque nous avons seulement 4 cas chez la femme, 21 chez l'homme ; il y a 4 morts.

Ces brûlures vous ont montré que leur gravité dépend de deux choses : d'abord de l'étendue, puis de la profondeur de la lésion. Quant à l'*étendue*, c'est à cause de la largeur de la surface brûlée que nous avons perdu nos quatre opérés ; car autant une brûlure superficielle est légère lorsqu'elle ne dépasse pas un ou deux décimètres carrés, autant elle est dangereuse quand elle envahit une portion plus considérable de la surface cutanée ; de sorte qu'un individu, seulement effleuré, est cependant perdu.

L'explication est simple : c'est par la suppression des fonctions de la peau que la mort arrive. M. Fourcaut a fait à ce sujet des expériences remarquables ; il a vu qu'en revêtant le corps d'un animal d'un vernis imperméable, la mort arrivait infailliblement dans les 24 heures.

Pour la *profondeur* de la brûlure, c'est très-variable. Supposez la lésion circonscrite. Si l'épiderme seul est atteint, la guérison est rapide. Si le derme est compromis, il y a une eschare; il faut qu'elle tombe; puis le trou qui en résulte doit être comblé. Tout cela exige un temps considérable, et vos remèdes ne pourront qu'en abréger la durée.

Quant au traitement, vous avez vu que les brûlures au premier et au deuxième degré guérissent par toutes sortes de remèdes, eau fraîche, résolutifs, astringents, perchlorure de fer, tannin, et surtout par le liniment oléo-calcaire. Celui-ci a de plus cet avantage qu'il est d'un emploi commode pour certaines parties, le visage, par exemple, où les autres topiques sont difficiles à maintenir.

Ces brûlures sont avantageusement modifiées aussi par les poudres absorbantes, la farine, le bismuth, le *talc*, que nous avons essayé cette année, et qui n'a rien offert de particulier, ni en bien ni en mal, si ce n'est qu'il imprègne et salit tous les objets environnants. On guérit bien aussi avec les bandelettes de sparadrap appliquées comme pour les ulcères; deux, trois pansements au plus suffisent.

Pour les brûlures avec eschares, elles se traitent comme les plaies : cataplasmes, topiques antiseptiques, poudre de quinquina, etc.

Contusions. — Nous en comptons 84, dont 58 chez l'homme, 26 chez la femme.

Elles ressemblent aux brûlures, en ce qu'elles présentent plusieurs degrés analogues. Ainsi, à un premier degré, la peau est simplement effleurée; dans un deuxième, il y a *infiltration* sanguine; dans un troisième degré, *épanchement* sanguin. S'il se fait une eschare, ce qui a lieu souvent, tout se passe absolument comme dans le cas d'eschare par brûlure, et il ne peut en être autrement : peu importe la cause, du moment qu'un lambeau de peau est mortifié, les phénomènes de l'expul.. n sont les mêmes. Appliquez donc à la contusion avec eschare ce que je vous ai dit des brûlures.

Quant aux infiltrations et aux dépôts sanguins, ils exigent une étude distincte; la marche, le pronostic, le traitement ne sont pas les mêmes.

L'*infiltration sanguine* consiste en une véritable imbibition des tissus par le liquide nourricier sorti des vaisseaux. Elle n'offre aucun danger quand elle est simple, et guérit toujours, même sans traitement. Cela ne veut pas dire qu'on doive s'en abstenir; il est certain que la saignée, si l'individu est pléthorique, les résolutifs, les purgatifs, etc., activent la résorption. Ayez donc toujours confiance, même dans ces cas effrayants où un membre, comme la cuisse, par exemple, est doublé de volume : cela guérit.

Il y a de plus à vous signaler, à propos de l'infiltration sanguine, deux faits non suffisamment étudiés.

Le premier est relatif à l'anatomie. Le liquide ne suit pas toujours, comme on pourrait le croire, les lois de la pesanteur; ainsi, une contusion au pli de l'aine produira une infiltration qui, au lieu de s'étendre à la cuisse, remontera vers le flanc : c'est que le fascia sous-cutané, très-serré en bas, devient de plus en plus lâche et poreux à mesure qu'il s'élève. C'est une condition anatomique et physique en même temps; la capillarité est la cause prochaine du phénomène en question.

L'autre fait est également intéressant. Il consiste en ce que, chez certains malades porteurs d'une infiltration

considérable, il survient sur tout le corps une teinte jaune
de la peau analogue à l'ictère, si ce n'est que les scléro-
tiques conservent leur état normal. Cela dure cinq à six
jours; c'est un fait d'observation que je ne m'explique
pas bien, je le signale à vos recherches.

Les *dépôts sanguins* constituent véritablement une maladie à part. Au bout d'un certain temps, ils se dissipent
complètement, ce qui est exceptionnel, ou bien l'on observe une de ces trois terminaisons :

1° Le sang se concrète, et la tumeur, de plus en plus
ferme, finit par devenir tout à fait solide ;

2° Il se liquéfie de plus en plus et forme une collec-
tion qui peut conserver la coloration rouge ou la perdre
exceptionnellement;

3° Il se forme une sorte de bouillie roussâtre, couleur
chocolat, avec des grumeaux, des paquets filandreux, etc.;
c'est une terminaison qui tient le milieu entre les deux
précédentes.

Or, dans tous ces cas, la thérapeutique a une grande
puissance; elle est d'ailleurs très-variée. Dès le début,
on peut guérir le dépôt très-vite. Vous avez vu comme
l'infiltration disparaît rapidement; quand le dépôt est situé au-devant d'un os, comme le tibia, le crâne, vous
pouvez le transformer en infiltration. Pour cela, il suffit
d'écraser la bosse avec les pouces : on presse brusque-
ment, de manière à rompre les fibres qui s'opposent à
l'expansion du liquide. Bientôt le phénomène se produit,
la tuméfaction disparaît pour faire place à une dépression
que l'on comble avec une compresse graduée, on entoure
d'une bande et le malade guérit.

Si l'on ne peut procéder ainsi, on a recours aux résolutifs, pommades, vésicatoires, etc.; le meilleur, c'est un
coup de bistouri; on vide la poche et l'on établit une

compression qui facilite singulièrement le recollement des parois.

Si le dépôt s'est transformé en hydrocèle ou en hématocèle, on fait comme pour la tunique vaginale : ponction et injection iodée.

Si, enfin, la tumeur est devenue concrète, solide, il n'y a d'autre remède que l'extirpation.

MALADIES DES ORGANES GÉNITO-URINAIRES.

Il y en a 209 cas :

Accouchements.	18
Maladies du sein.	45
Maladies des organes génitaux de la femme.	63
Maladies des organes génitaux de l'homme.	83

En tout 126 chez la femme. Ici elle l'emporte enfin, et vous comprenez pourquoi : d'abord les professions n'ont pas là d'influence particulière, encore favorisent-elles plutôt le sexe féminin. C'est ainsi qu'il y a 18 accouchements, beaucoup plus que d'habitude, à cause du chômage de la Maternité au commencement de cette année.

Je ne vous en dirai rien de plus, sinon qu'il y a eu 3 morts par métro-péritonite : je passe de suite au détail des autres affections.

1° *Maladies du sein.*

Les 45 cas, dont 43 chez la femme, se répartissent ainsi.

Abcès.	22
Hypertrophie.	1
Engorgements.	3
Tumeurs adénoïdes	6
Cancers.	13

Abcès. — Il y a déjà bien longtemps que j'ai insisté sur la classification anatomique des abcès du sein ou *paren-*

chymateux, ou glandulaires, *sous-cutanés* et *sous-mammaires.* Cela ne veut pas dire que tout est là, et qu'il faut faire abstraction, comme on m'en a accusé, des conditions de cause, de nature, d'âge, etc. J'affirme seulement que tous ces abcès débutent par un quelconque de ces trois points : c'est là l'important.

Si, d'ailleurs, vous m'avez presque toujours entendu parler, dans le cours de cette année, des abcès glandulaires, c'est qu'ils sont les plus nombreux et presque la source unique des deux autres variétés.

Ils forment eux-mêmes deux genres, suivant leur origine immédiate. Ils peuvent naître, en effet, dans l'intérieur même des canaux glandulaires, dans les *acini* le moindre trouble au cours du lait, la moindre altération de ce liquide peuvent y donner lieu. D'autre part, le tissu cellulaire ou conjonctif entremêlé, interposé entre ces canaux et ces glandes, peut se prendre aussi ; car vous savez que ce tissu règne partout : il n'est cul-de-sac si petit qui n'en soit doublé. Ce n'en est pas moins, d'ailleurs, une inflammation parenchymateuse.

Le pus une fois formé reste le plus souvent dans les lobules, ou bien il passe dans la couche sous-cutanée ; enfin il peut se répandre dans la couche profonde, qui est aussi très-lamelleuse. Quant aux proportions, cette année nous en avions, sur 22 abcès, 4 seulement sous-cutanés et 2 sous-mammaires. Vous savez que l'incision est le souverain remède de tous ces abcès.

Engorgements. — C'est un mot qui me plaît peu : j'en ai débarrassé autrefois la pathologie de l'utérus. Mais on parle encore des engorgements de la mamelle et je fais comme les autres. C'est qu'en effet on rencontre des cas, en dehors de toute affection cancéreuse, où la mamelle est gonflée comme dans l'hypertrophie, mais elle est en même temps douloureuse comme dans l'inflammation; c'est en somme un état subaigu dont on obtient facilement la réduction à l'aide de cataplasmes et des pommades mercurielles ou iodurées.

Adénoïdes. — Vous savez que je désigne sous ce nom des tumeurs de nature bénigne, ne tenant par aucun lien direct au tissu mammaire, présentant à la coupe et à l'œil nu un aspect granulé; au microscope on y rencontre toute espèce de cellules, hormis celles qui forment la masse des tumeurs cancéreuses. On doit les enlever : généralement elles ne récidivent pas.

Cancers. — Je n'ai rien de particulier à vous en dire ici. Nous en avons eu 13 cas, dont 1 chez l'homme. La plupart ont été extirpés. C'est donc à propos des opérations que leur statistique doit trouver place.

Tout ce que je dois vous dire , c'est qu'aucune des opérations pratiquées pour extirper les adénoïdes n'ont amené la mort, résultat qui eût été d'autant plus fâcheux que la maladie n'est pas mortelle par elle-même.

2° *Maladies des organes génito-urinaires de la femme.*

Il y en a 63 exemples :

Abcès et kystes des grandes lèvres..	10
Déviations de l'utérus.............	5
Métrorrhagies	5
Inflammations pelvi-utérines........	9
Maladies de l'ovaire...............	7
Corps fibreux de l'utérus...........	8
Cancers....................	14

Plus 5 cas non classés.

Abcès des grandes lèvres. — C'est une affection décrite seulement depuis une trentaine d'années; elle résulte de chocs, de frottements, d'irritation mécanique du genre de celles qu'on peut observer en pareil lieu.

Presque toujours l'abcès siége dans la moitié inférieure de la grande lèvre, ce qui semble appuyer l'idée de M. Huguier quand il en place le siége dans la glande vulvo-uréthrale, déjà décrite par Bartholin. Je ne suis pas persuadé du fait, car, dans ce cas, les abcès devraient presque toujours rester fistuleux. Or, c'est exceptionnel, et quand cette terminaison se reproduit, elle s'explique par la marche rapide de l'abcès et les décollements qui en sont la conséquence.

Un autre fait à vous signaler, c'est la fétidité du pus malgré l'absence de communication avec le vagin ou le rectum. J'ai souvent insisté sur cette catégorie d'abcès fétides par voisinage, j'entends le voisinage de canaux traversés par l'air, ainsi que cela se remarque près de l'anus, de la bouche, aux parois thoraciques, etc. J'y reviendrai à propos des maladies de la région anale.

Sachez seulement que ces abcès doivent être ouverts de bonne heure, si vous voulez que les parois, conservant encore une certaine épaisseur, puissent se recoller : ainsi vous éviterez les fistules.

Déviations utérines. — Par elles-mêmes, elles n'amènent aucun accident, mais bien par les complications qui s'y joignent. Les antéversions et rétroversions sont moins dangereuses que les flexions; celles-ci, en effet, amènent un trouble notable des fonctions; le coude formé à l'union du corps et du col s'oppose parfois à ce que la femme puisse être fécondée.

On a beaucoup discuté sur ces déviations, il y a vingt ans. En voici plus de trente que j'en parle: ce fut là l'origine de mes démêlés avec Lisfranc. Il ne voyait partout qu'*engorgements*, et il avait un traitement infaillible dans lequel l'extrait de ciguë et les lavements froids jouaient un grand rôle; mais la condition *sine qua non* était le repos au lit pendant six mois, un an !

Son erreur venait de ce qu'il prenait pour des engorgements des déviations de l'utérus. En effet, si dans le cas de rétroflexion, par exemple, vous pratiquez le toucher vaginal, vous arrivez aisément à atteindre le co', et un peu en arrière vous sentez une tumeur qui est tout simplement le corps de l'utérus, ce que Lisfranc prenait pour un engorgement. Notez que ces positions anormales ne sont pas sans s'accompagner de tiraillements, de pesanteurs, de douleurs plus ou moins vives que les femmes exagèrent encore, et dans des proportions considérables.

Une longue discussion eut lieu à l'Académie sur ces engorgements, discussion dont j'ai pu dire qu'elle fut le plus efficace des résolutifs; elle les fit disparaître en ce sens qu'on n'en entendit plus parler (1). Je fus pour une certaine part dans ce résultat, source de l'inimitié de Lisfranc.

Les engorgements disparus, les déviations tinrent le haut du pavé. J'en avais parlé depuis longtemps; j'avais même imaginé une sorte de pessaire avec une tige rigide destinée à pénétrer dans l'utérus pour le maintenir droit. J'y renonçai bientôt, après avoir constaté la possibilité d'excoriations, d'ulcérations et même de perforations de la matrice par le fait de cet instrument.

Mais cela fut renouvelé par Simpson, et surtout en France par Valleix, qui fit tous ses efforts pour vulgariser cette pratique. Une nouvelle discussion à l'Académie fit disparaître les redresseurs et les redressements, qui allèrent rejoindre les engorgements, et ce fut bien fait, car les inconvénients étaient réels et de la dernière gravité.

Restent les déviations, qui sont réelles, et auxquelles il faudrait remédier; c'est un sujet toujours à l'étude et qui le sera longtemps encore.

(1) Voyez le *Bulletin de l'Académie de médecine,* 1849.

Imaginez-vous, en effet, l'utérus suspendu comme dans un rideau dans la cavité pelvienne : en avant, la vessie essentiellement mobile et incessamment variable ; en arrière, le rectum, dans les mêmes conditions; et flottant sur le tout, le paquet intestinal qui ballotte en tous sens. Comment voulez-vous que cet organe ait une direction fixe? et une fois dévié, comment le maintiendrez-vous redressé? Tout ce qu'on peut faire, c'est de le soutenir quand il tend à descendre.

Aussi, toutes nos femmes n'ont-elles été traitées que par des adoucissants, quelquefois des astringents, et surtout par l'usage des ceintures hypogastriques. Celles-ci ont beaucoup gagné aux différentes discussions que j'ai rappelées. Vantées par moi depuis 1820, elles se sont peu à peu vulgarisées, et ont pris pied dans la pratique.

Ces ceintures n'agissent pas cependant de la façon que plusieurs d'entre vous imaginent, et même beaucoup de praticiens se font une idée inexacte de leur mode d'action. Voici ce en quoi il consiste :

Considérez un squelette dressé debout, et vous verrez que le plan du détroit supérieur du bassin s'incline très-fortement en avant, si bien que le centre de gravité du corps passe à peu près au niveau du pubis. Remplissez par la pensée cette boîte osseuse des viscères abdominaux, et vous verrez que tout leur poids retombe en partie sur la matrice.

C'est justement cet effort ue la ceinture a pour but, sinon d'annihiler, au moins de modérer : elle agit comme les mains d'un individu qui, ayant une plaie au bas-ventre, chercherait à retenir les intestins qui s'échappent. C'est là du moins le rôle que doit remplir la plaque concave qui se remarque à la partie antérieure.

Métrorrhagies. — Elles se rapportent toutes, soit à des

corps fibreux, à des cancers, à la grossesse, soit à des
excès génitaux. Je n'ai rien de particulier à vous en dire,
si ce n'est que je veux attirer votre attention sur cette
dernière cause, infiniment plus fréquente qu'on ne le
croit communément.

Notez bien, messieurs, que les métrorrhagies essentielles
tendent de plus en plus à disparaître à mesure que l'on
connaît mieux les lésions organiques; celles qu'on désigne
encore sous ce nom sont presque toutes liées à des irri-
tations qu'expliquent surabondamment la nature des
fonctions de la matrice, et les chocs répétés auxquels elle
est, dans certains cas, forcément soumise.

Métro-péritonites. — Elles vous ont montré ce fait important, à savoir : qu'il y a eu un point phlegmasique local
comme origine des accidents. Toutes ces femmes accu-
saient dès le début des douleurs vives dans le bas-ventre
et particulièrement au niveau de l'utérus, extrêmement
sensible à la pression.

Ce fait est très-important, car il y a aujourd'hui une
tendance fâcheuse à faire de ces accidents, sous le nom
de fièvre puerpérale, une maladie générale.

Réfléchissez un peu cependant au mécanisme de l'accouchement, cette fonction si pénible et parfois si dangereuse. Il faut que, par des efforts incessants et douloureux, le fœtus distende le col de la matrice, l'amincisse,
le dilate, si bien que souvent il le déchire; le vagin est
tiraillé, les plexus veineux, les nerfs, le tissu cellulaire,
tout cela comprimé, pilé, écrasé comme la vendange dans
le pressoir.

Quoi d'étonnant à ce qu'il en résulte des accidents?
Le tissu cellulaire, l'utérus se prennent, et bientôt vous
avez une de ces inflammations pelvi-utérines dont on a
tant parlé dans ces derniers temps. Remarquez que cela

est peu douloureux au début et souvent passe inaperçu ; toutes ces parties, fortement contusionnées, sont, dans les premiers jours, très-peu sensibles ; vous en avez une preuve dans le fait de la rétention d'urine si fréquente après l'accouchement et dont les femmes ne soupçonnent même pas l'existence.

Mais bientôt l'inflammation gagne le péritoine ; puis, par les veines, les lymphatiques si nombreux de la région, les molécules morbifiques sont transportées dans l'économie, et alors apparaissent les signes de l'intoxication par les matières septiques, les phénomènes typhoïdes, la teinte terreuse, la petitesse du pouls, etc.

Voici ce que j'exposais déjà il y a quelque quarante ans dans une thèse d'un de mes élèves. Aujourd'hui on nous rejette dans les nuages et les vapeurs qui laissent l'esprit sans explication satisfaisante en ayant l'air de tout expliquer. Le plus malheureux de l'affaire, c'est que l'on court après des chimères, et que, laissant le corps pour attraper l'ombre, on néglige le point essentiel ici parfaitement déterminé.

Vous avez été témoins, en effet, de l'efficacité d'un certain traitement employé à temps : traitement antiphlogistique essentiellement composé de vésicatoires volants répétés sur le bas-ventre, frictions mercurielles, bains, purgatifs légers avec quelques émissions sanguines locales. L'emploi de ces différents moyens permet de conjurer, le plus souvent, la suppuration.

Nous avons eu en tout 13 cas de métro-péritonite : 9 femmes ont été guéries, 4 sont mortes.

Corps fibreux. — Ceux d'entre vous qui ont suivi ces observations ont pu constater ce fait important, à savoir : que non-seulement on peut arrêter les hémorrhagies, mais que ces tumeurs sont susceptibles de diminuer de

volume, et d'une façon notable. Le fait s'est présenté chez
trois de nos malades. Quant au traitement, il est le même
que celui qui vous a été indiqué ci-dessus pour les inflammations : il ne servirait de rien de discuter la possibilité du fait; il existe, vous avez pu l'apprécier. L'explication se trouvera.

Cancers. — Ils ont montré qu'ils ne guérissent point,
ce qui n'est pas nouveau, et qu'ils n'occasionnent pas
grande douleur, ce qui l'est un peu plus. Un grand nombre
même ne sont pas douloureux du tout.

Voilà qui est important à connaître : règle générale
(8 fois sur 10), le cancer utérin parcourt toutes ses pé-
riodes sans éveiller notablement la sensibilité; il ne provo-
que les souffrances que lorsqu'arrivé au degré ultime, il
envahit le tissu cellulaire pelvien, les vaisseaux et surtout les nerfs. Or c'est justement tout le contraire que
l'on enseigne ordinairement.

Et c'est un malheur plus grand qu'on ne pense. En
effet, qu'arrive-t-il? Dans la pratique, on remarque à
peine la terrible affection à son début; interrogeant la
femme, et sur sa réponse qu'elle souffre peu, le praticien
en écarte immédiatement l'idée et ne propose pas une ex-
ploration toujours délicate et souvent difficile à obtenir :
le seul moyen diagnostique lui échappe ainsi. Puis au bout
de cinq, six mois et plus, on trouve un affreux cancer
en pleine évolution.

C'est là un fait des plus réels; j'en ai vu des cas très-
nombreux : j'ai vu des femmes qui ne soupçonnaient pas
plus que leur entourage la terrible affection qui leur ron-
geait l'utérus; c'est pourquoi j'y insiste, afin de vous prémunir contre pareille erreur.

3° *Maladies des organes génito-urinaires de l'homme.*

Nous en comptons 83 exemples : les résultats sont les suivants :

Guéris.	63
Améliorés.	11
Morts.	3
Non traités.	6
Total.	83

Les six derniers n'ont fait que passer dans les salles.

Les *orchites* sont au nombre de 35. Abandonnées à elles-mêmes, elles durent environ vingt jours, fait important à connaître si l'on veut apprécier convenablement l'efficacité de tel ou tel remède et son influence sur la marche de la maladie.

Or, vous avez pu constater l'heureuse influence d'un moyen que j'emploie depuis longtemps : deux ou trois mouchetures, pratiquées avec la pointe d'une lancette, constituent le résolutif le plus puissant et le plus inoffensif. Si la durée totale de l'affection n'est abrégée que de quatre à cinq jours, l'inflammation, la douleur sont immédiatement calmées : et le malade peut attendre tranquillement et sans grandes souffrances la guérison complète.

Voilà de ces choses qu'il faut voir pour se convaincre à la fois et de l'efficacité du traitement et surtout de son innocuité, qui n'apparaît pas au premier abord : cela est même infiniment moins douloureux que les applications de sangsues. Quant à la piqûre du testicule, elle est insignifiante.

Je n'ai pas besoin d'ajouter que le repos, les topiques émollients doivent contribuer à parfaire la guérison. Avec ce mode de traitement, nos orchites durent environ 15 jours.

Les *hydrocèles* ont été traitées par la ponction et l'injection iodée (1); toutes ont guéri, au moins les hydrocèles simples. Les compliquées ont résisté plus ou moins : j'ai assez souvent insisté cette année sur les différences qui s'observent à ce sujet. Je veux seulement vous rappeler que les poches séreuses sont d'autant mieux modifiées par l'iode que les parois sont plus lisses et le liquide plus citrin : les parois rugueuses, les poches hématiques sont au contraire dans les plus mauvaises conditions; ces différences sont importantes à connaître relativement au résultat à prédire pour le malade ou sa famille.

Un cas d'*étranglement du testicule* s'est présenté au commencement de cette année, il a été publié. (Voy. *Gazette des Hôpitaux*, février 1865.) C'est une observation intéressante à cause de la rareté des faits analogues et de la presque identité des symptômes avec ceux de la hernie étranglée.

Je n'ai rien à vous dire des maladies de l'*urètre*. Nous n'en avons eu que 8 exemples : ce qui vient de ce que nous ne les gardons pas. En effet, le traitement des rétrécissements par la dilatation peut se faire au dehors : quant à l'uréthrotomie interne, je ne la crois utile que pour les rétrécissements fibreux.

Les 4 cas de *phimosis* qui ont passé dans le service vous ont montré les résultats satisfaisants dus à une vieille méthode, supplantée aujourd'hui par la circoncision. Dans ce dernier procédé, si la plaie suppure, il se forme un cercle, un bourrelet dur qui peut ramener le phimosis.

Or, l'ancien procédé, que j'emploie encore, consiste à fendre tout simplement le prépuce d'avant en arrière. On a objecté le vilain aspect des parties opérées; c'est une

(1) C'est tout simplement un mélange, en parties égales, d'eau et de teinture d'iode.

raison, mais il est facile de remédier à cet inconvénient
en incisant en bas. Du reste, comme la circoncision guérit aussi, c'est affaire de goût et je ne veux attaquer personne, je demande seulement à ce qu'on me laisse con-
sidérer l'autre méthode comme aussi bonne.

Il y a eu deux cas de *paraphimosis*; je les ai toujours
réduits, même ceux qui paraissent les plus irréductibles;
pour cela j'embrasse le bourrelet par derrière avec un linge
bien sec, tandis que je refoule le gland avec les pouces
appliqués dessus.

Deux cas de *varicocèle* ont été guéris par l'ancienne
méthode de la ligature sous la peau.

MALADIES DE LA RÉGION ANALE.

Nous avons pu en observer 54 exemples, ainsi répartis, quant à la terminaison :

Guéris......................	29
Améliorés..................	8
Sans changement	9
Non traités.................	7
Mort.......................	1
Total............	54

Fistules. — Il en est passé 26 dans le service, dont 24 chez l'homme, 2 chez la femme : c'est à peu près la proportion normale. Ceux d'entre vous qui ont assisté aux opérations ont pu voir que la simple incision est rarement suffisante. Presque toujours il y a des clapiers, des décollements d'où résultent des sortes de promontoires, d'escarpements charnus qu'il faut exciser. De plus, la première incision faite sur la sonde cannelée, vous m'avez vu souvent, à l'aide d'un bistouri boutonné enfoncé profondément, aller sectionner des brides quelquefois nombreuses.

C'est donc, en somme, une opération assez complexe, et, dans la grande majorité des cas, elle ne peut être pratiquée à l'aide de la ligature, de l'écrasement, qui ne détruisent jamais qu'une cloison unique.

Abcès. — Ils doivent prendre place immédiatement après les fistules, dont ils sont presque toujours le point de départ. Nous en avons eu 10, tous chez l'homme.

Ces abcès peuvent ne pas communiquer avec le rectum, venir des parois ou de l'intérieur du ventre, des os voisins; puis, une fois vides, donner lieu à une fistule complète ou incomplète. Or, les abcès de la région anale, même sans communiquer avec le rectum, peuvent devenir fétides : il y a lieu de ne pas l'oublier au point de vue du diagnostic.

C'est en 1826 qu'ayant ouvert un individu mort avec une fistule non opérée, je fus mis sur la voie de cette découverte. Il s'agissait d'un abcès assez large, fournissant un pus infect : on avait diagnostiqué une fistule complète. Les recherches les plus minutieuses ne me firent point reconnaître d'orifice rectal ; le trajet remontait au sacrum. Ce fait éveilla mon attention, et depuis j'en ai rencontré un grand nombre d'analogues.

Et j'ai reconnu ainsi que tous les abcès développés au voisinage d'organes communiquant avec l'intérieur peuvent devenir fétides. Cela s'observe près du larynx, dans la joue, aux parois de la poitrine, etc., et l'odeur participe de celle des matières voisines décomposées. Vous comprenez combien la connaissance de ces faits peut, dans certains cas, mitiger le pronostic.

Fissures. — Nous en avons eu 4, toutes guéries par l'emploi de mèches enduites d'onguent de la mère ramolli par l'huile; mais il faut s'entendre : ce n'étaient pas de vraies fissures; et je m'explique.

Autrefois, on confondait sous ce nom, et beaucoup de praticiens confondent encore toutes les ulcérations de l'anus.

C'est précisément à ce propos que Boyer fit son mémoire, qui est resté un de ses plus remarquables travaux. Il montra parfaitement qu'il fallait distinguer, d'une part, la *fissure* proprement dite, c'est-à-dire une fente, une crevasse assez profonde, taillée à pic, légèrement indurée, ordinairement perpendiculaire au sphincter : celle-là, on ne la guérit pas sans opération, et toutes les pommades du monde n'y peuvent rien.

Mais, d'autre part, il existe aussi à l'anus des excoriations assez superficielles, n'ayant pas de caractère particulier; ce sont celles-là que M. Trousseau guérit par le ratanhia : et en se servant du mot *fissure,* il nous a ramené la confusion d'avant Boyer, et contre laquelle je veux vous prémunir.

Quant aux autres affections de la région anale, c'étaient des hémorrhoïdes, un rétrécissement du rectum, qui, pour la plupart, n'ont fait que passer dans nos salles.

Nous en avons eu 75 cas, dont 45 chez l'homme, 30 chez la femme : ils se répartissent ainsi, quant au résultat :

Guéris...................... 42
Améliorés.................. 7
Sans changement............. 9
Non traités (passants).......... 17
Total............... 75

C'est un chiffre relativement peu considérable, surtout si je vous dis que dans une seule année j'en ai eu jusqu'à 250. Vous allez comprendre la raison de cette décadence. De 1830 à 35 environ, je m'occupais beaucoup de maladies des yeux ; aussi en recevais-je le plus possible, et comme la chose était connue, on m'en envoyait de tous les côtés.

Lorsque je les eus étudiées à mon aise, et que, comme on le dit vulgairement, mon sac fut à peu près vide, elles ne m'ont plus offert aucun intérêt, et je n'ai plus admis ces malades dans le service que dans la proportion où on les reçoit d'ordinaire. Voyons pourtant ce que nous ont appris ces 75 observations.

La *conjonctivite*, quelle que soit sa forme, guérit par le collyre au nitrate d'argent. Pour la conjonctivite ordinaire, celle qui est dite catarrhale, les solutions faibles suffisent (0,05 ou 10 centigr. pour 30 grammes).

Pour les formes purulentes, 1 et 2 grammes pour 30 sont nécessaires. Le crayon de nitrate d'argent est encore plus efficace dans ces cas-là.

Pour la *blépharite*, la pommade est préférable au collyre; celui-ci, quoique passant rapidement, imbibe cependant la conjonctive, tandis que, sur le rebord des paupières, l'eau glisse. La pommade en frictions adhère parfaitement. Celle que j'emploie est des plus simples à formuler : autant de centigrammes de nitrate d'argent que de grammes d'axonge. (Ex. 0,10 pour 10 grammes.)

Pour les *kératites* et les *iritis* aiguës, le meilleur remède c'est le mercure. Je donne le calomel à doses fractionnées, de manière à produire rapidement la salivation; et vous avez pu remarquer qu'aussitôt celle-ci parue, l'œil blanchit, la rougeur s'atténue, et la photophobie disparaît.

Comme c'est, du reste, une médication sérieuse, il ne faut s'y résoudre que lorsqu'il y a urgence, lorsque la cornée est vivement enflammée. Joignez à cela qu'elle a été calomniée : la salivation était autrefois poussée jusqu'aux désordres les plus graves, chute des dents, nécroses du maxillaire, etc. Ces souvenirs sont restés dans le public, bien que maintenant tous ces dangers aient disparu, et par une raison bien simple : c'est que l'on cesse la médication aussitôt que la salivation paraît. On donne alors les gargarismes astringents, l'alun, le borax, surtout le chlorate de potasse. Il est très-rare qu'avec ces soins la salivation ne se modère pas immédiatement, et, d'ordinaire, en 8 à 10 jours, le malade est guéri à la fois et de son opthalmie, et de sa stomatite.

J'ai tâché de vous montrer aussi les points les plus saillants du diagnostic. Deux malades se présentent à vous avec les yeux rouges, enflammés; l'un vous regarde en face, se laisse aisément explorer : conjonctivite; l'autre tient la tête baissée, les paupières fermées, le front plissé, des larmes coulent sur sa joue : kératite.

Examinez-les plus attentivement. Chez le premier,

vous trouvez une rougeur livide, violacée, des vaisseaux volumineux disposés en arborisations, en réseaux, le tout légèrement granulé et augmentant d'intensité, du centre à la circonférence : les environs de la cornée restent blancs ; avec cela, peu de larmoiement, et ordinairement peu de photophobie ; voilà une conjonctivite bien nette.

Chez le second, au contraire, vous voyez la circonférence de l'œil à peu près normale ; au contraire, autour de la cornée, comme les pétales autour du disque d'une marguerite, des vaisseaux rouges disposés en rayons ; puis, du larmoiement, de la photophobie, et souvent sur la cornée des ulcères, taches ou abcès qui ne vous laissent aucun doute sur l'existence d'une kératite.

D'ailleurs, les autres signes ne doivent pas être négligés ; le temps ne me permet pas d'y insister. J'ai seulement voulu vous signaler ces différences, on peut le dire, pathognomoniques, et à l'aide desquelles vous poserez les bases d'un diagnostic précis.

STATISTIQUE DES OPÉRATIONS.

C'est une des plus difficiles à établir, par cette raison
que le mot *opération* est un terme fort mal défini. Une
foule d'incisions que l'on pratique journellement ne prennent pas ce titre, bien qu'elles le méritent souvent par
la gravité des conséquences qu'elles entraînent. Quoi
qu'il en soit, voici le tableau du courant de l'année.

120 opérations ont été pratiquées : sur ce nombre,
99 guérisons, 15 morts, 6 sans améliorations.

		Guéris.	Morts.
Opérat... sur le sein.......	19 dont	13	6
Cancroïdes................	13	10	3
Tumeurs diverses..........	14	10	3
Amputations..............	8	8	»
Opérations sur l'anus......	16	15	»
Opérations sur les organes génitaux,................	37	35	2
Cataractes................	5	2	»
Diverses.................	8	7	1
	120	99	15

Un premier coup d'œil sur ce tableau vous enseigne
d'abord ce fait important, à savoir que les opérations ne
sont pas dangereuses parce qu'elles sont grandes, mais
parce qu'elles touchent à la chair vivante : sur 8 amputations, pas un cas de mort, tandis que les ablations des
cancroïdes nous en donnent trois. N'oubliez pas cela dans
la pratique civile, où l'on ne manquera pas de mettre sur
votre compte les terminaisons funestes survenues dans ces
cas, en apparence peu graves, si vous n'avez pas eu soin
de prendre vos précautions à l'avance.

Les pansements ont été très-variés; rien de clair n'en
est sorti. Comme vous le verrez, la plupart des malades

ont succombé à l'érysipèle; les opérés, pansés à l'alcool, n'en ont pas été préservés. Au moins est-il acquis que ce mode de pansement est tout aussi inoffensif que les autres : essayez donc encore, car en pareille circonstance, il ne faut jamais désespérer.

Opérations sur le sein. — Il y a eu 16 ablations dont 12 pour des squirrhes et des encéphaloïdes, et 3 cautérisations : 4 tumeurs adénoïdes ont été enlevées avec succès complet. Il est relativement heureux que les cas de mort aient eu lieu chez des femmes atteintes de cancer, c'est-à-dire d'une maladie inévitablement mortelle.

Les cautérisations ont été pratiquées à l'aide du caustique sulfo-safrané. Quoi qu'il en soit de l'innocuité des caustiques, nous avons eu cependant à déplorer une mort par érysipèle, ce qui prouve que leur immunité est loin d'être aussi complète qu'on a pu le croire pendant longtemps.

Cancroïdes. — Sur les 13 opérés, 3 sont morts d'érysipèle; il y a longtemps que cette terrible complication n'avait exercé chez nous de pareils ravages; j'étais resté quinze mois, avant cette année, sans presque en entendre parler dans mes salles.

Tumeurs diverses. — Sous ce titre sont compris des cancers, des fibro-plastiques, des fibromes enlevés dans diverses régions du corps. Il y a eu 10 guérisons et 3 morts, 2 par érysipèle, une par infection purulente. Là encore, nous avons un cas de mort par suite d'application de caustique pour une tumeur siégeant à la nuque.

Amputations et résections. — Les 8 opérés ont guéri, bien que se trouvent comprises dans le nombre une amputation de cuisse et une désarticulation du poignet : ce qui confirme ce que je vous disais en commençant du danger relatif des grandes opérations.

Opérations sur l'anus. — Il y en a eu 16 ainsi réparties :

Fistules.   13
Fissure.   1
Hémorrhoïdes.   1
Rétrécissement du rectum.   1

Cette dernière opération a consisté dans l'ablation de condylomes siégeant au niveau de l'orifice ; le résultat a été douteux ; quant aux 15 autres opérations, elles ont été suivies d'un succès complet.

Opérations sur les organes génito-urinaires. — Ce sont les plus nombreuses ; il y en a 37, dont 32 chez l'homme. Ce sont les hydrocèles qui dominent ; l'injection iodée a constamment réussi. (Voyez plus haut.)

Ainsi que vous le voyez, la plupart des cas de mort sont survenus par suite d'érysipèle ; d'autres par infection purulente, dont il me reste à vous dire un mot.

De l'infection purulente. — Depuis quarante-cinq ans que j'ai publié mes premiers travaux, la thérapeutique n'a pas sensiblement progressé. Si vous êtes curieux d'état blir une comparaison, vous n'avez qu'à lire la *Revue médicale* de 1826, et surtout les numéros de mai 1827. Tout ce qui est écrit là peut se redire aujourd'hui. J'avais déjà tenté la plupart des médications encore usitées, le quinquina, les antiseptiques, les purgatifs, etc.

On en a cependant expérimenté pas mal depuis : et il faut convenir que jusqu'ici rien ne guérit, pas même l'aconit tant vanté. Nous l'avons essayé cette année à toutes doses et sans aucun succès.

Je veux seulement vous prémunir contre une erreur. Certes, le diagnostic d'infection purulente est facile ordinairement ; cependant des suppurations sourdes, locales, mais méconnues, peuvent en imposer en raison des fièvres qu'elles occasionnent. D'autre part, n'est-il pas très-pro-

bable, certain même, que l'organisme puisse se débarrasser de l'infection purulente à un faible degré? Car enfin
il y a là un poison, ce n'est pas douteux; et, s'il est absorbé
en petite quantité, l'économie pourra le rejeter, et le mé-
dicament paraîtra avoir réussi.

Sachez donc, et cela est très-important, que le remède
n'est pas encore trouvé : cela veut dire qu'il ne faut pas
abandonner la partie, mais la poursuivre avec acharne-
ment. La vérité se trouve tôt ou tard, il ne s'agit que de
persévérer et de ne pas s'en laisser imposer par l'erreur.

Ici le cas est difficile; quel est ce poison? quelles sont
ces molécules morbifiques? Sont-ce des êtres microsco-
piques, vivants, comme des recherches récentes tendent
à le faire croire? Et s'il s'agit de petites bêtes attentant
à la vie de cette grosse bête qu'on appelle l'homme, comment trouver le poison qui doit les tuer aussi? et, quand
on l'aura pour une espèce, il faudra le trouver pour les
autres; et qui en sait le nombre?

Voilà, Messieurs, un vaste sujet de recherches au milieu
de tant d'autres, car rien ne me choque plus que d'entendre dire tous les jours, et même à des jeunes gens,
que la science est faite. Erreur! presque tout est à faire :
vous le voyez par ce tableau rapide, par ces cas si nombreux où nous restons désarmés; il y en a pour des années
et des siècles.

Mettez-vous donc au travail. Sachez d'ailleurs que c'est
la seule source du bonheur, celle qui ne trompe jamais,
surtout le travail consacré aux sciences et particulièrement à la médecine, où, vous rendant utiles à vous-mêmes
et à vos semblables, vous poursuivez la réalisation d'un
progrès dont le terme est indéfini.

FIN